PUBLICATIONS DU *PROGRÈS MÉDICAL*

TROIS OBSERVATIONS

DE

RAGE HUMAINE

RÉFLEXIONS

PAR

L. LANDOUZY

Interne des Hôpitaux de Paris.

PARIS

Aux bureaux du PROGRÈS MÉDICAL   A. DUVAL, libraire-éditeur
6, rue des Écoles, 6.   6, Rue des Écoles, 6.

1873

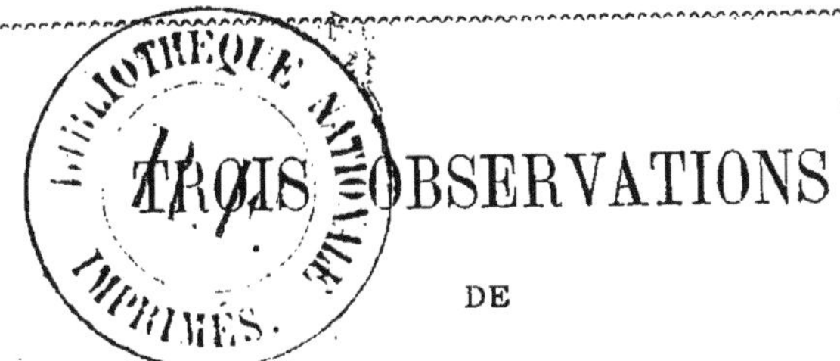

TROIS OBSERVATIONS

DE

RAGE HUMAINE

RÉFLEXIONS

Par L. LANDOUZY,

OBSERVATION I. — *Début deux mois après la morsure; — dysphagie; — excitation; — hydrophobie; — sputation; — délire maniaque; — idées érotiques; — modifications de la sensibilité; élévation considérable de la température. — Mort. — Autopsie.*

A la consultation de l'hôpital Beaujon, le 16 juin 1873, se présente Thil Edouard, 20 ans, ébéniste (rue de la Roquette, 155), d'apparence vigoureuse se plaignant de malaise général qu'il ressent depuis la veille avec mal à la gorge et douleur précordiale. L'examen de la bouche et du pharynx, la percussion et l'auscultation du thorax ne font rien découvrir. Devant notre hésitation à le recevoir, le malade se plaint plus vivement de la gorge.

« Je ne puis avaler, dit-il, et, par moment, je ne puis respirer : j'ai comme un grand poids au niveau du cœur. »

Le malade insiste sur son malaise général, et cela, avec une grande vivacité de parole, une sorte d'exaltation qui donne à la physionomie quelque chose d'étrange. Cette étrangeté même fait admettre le malade dans le service de M. LECORCHÉ, suppléant M. Axenfeld.

L'après-midi, Thil est examiné dans son lit : il est sans fièvre. Depuis quelques jours, il n'a plus d'appétit; la veille, dans l'après-midi et toute la nuit, il a été mal à l'aise sans souffrir d'aucune partie du corps, il ne savait ce qu'il avait, il était inquiet, agité, il ne se trouvait bien nulle part et n'a pu fermer l'œil. Jamais il n'a été malade et, ces jours derniers, il n'a fait ni excès, ni travail extraordinaire qui puissent expliquer son malaise. En ce moment encore, il a dans la gorge et dans la poitrine une sensation de gêne qui augmente par intervalles et va jusqu'à l'angoisse. Pas plus que le matin, nous ne trouvons rien ni du côté de la bouche ni du côté de la poitrine. Un verre de tisane est bu devant nous sans difficulté. Rien dans les urines.

Aussitôt notre visite, Thil descend au jardin où il reste jusqu'au dîner ; il prend seulement quelques cuillerées de bouillon et se couche.

La première partie de la nuit est calme. Thil dort peu ; vers minuit, il se remue, se retourne constamment dans son lit sans pouvoir trouver une bonne position.

Il se plaint d'avoir soif, d'étrangler, de manquer d'air. Il sent qu'il va mourir, il sent qu'on veut l'empoisonner ! A maintes reprises, il s'assied brusquement sur son lit, porte les mains au côté gauche puis à la gorge, retombe sur son lit, reste calme quelques instants ; puis, il recommence à se plaindre et à s'agiter. Thil passe ainsi la nuit, semblant d'autant plus agité et anxieux que ses voisins, qui ne peuvent fermer l'œil, s'occupent plus de lui.

Le 17, à 8 h. du matin, Thil est très-inquiet, se dit plus mal, souffre toujours à la gorge et au niveau du sein gauche ; il se plaint qu'en lui parlant nous lui soufflions dans la figure et sur la poitrine, que nous lui fassions froid. Il est de fait que, par instants, le malade frissonne des pieds à la tête. Thil demande qu'on ferme une fenêtre, pourtant éloignée de son lit, parce que « l'air m'horripile, dit-il, et me produit l'effet d'un grand vent. »

Le facies est inquiet, d'une mobilité extrême, exprimant tantôt la souffrance, tantôt la terreur. A chaque instant, le malade fait, avec effort, des mouvements de déglutition puis expectore des crachats blancs, mousseux. Pouls régulier, à 80 ; T. R. 38° ; peau fraîche.

Le malade avale une gorgée de tisane ; aussitôt, survient un spasme pharyngien, puis l'expuition de deux ou trois crachats. Th... se dit empoisonné, prétend qu'on l'interroge et l'examine avec curiosité pour faire quelque expérience sur lui ; il demande qu'on ne le fasse pas languir !

_ Un verre d'eau est apporté au malade qui semble se jeter dessus, l'approche brusquement de ses lèvres, l'éloigne aussitôt, puis se laisse tomber sur son lit en grimaçant et en frissonnant. A plusieurs reprises, mêmes tentatives, mêmes résultats : le malade accuse une angoisse plus forte et se met à cracher abondamment.

Les mêmes faits se reproduisent encore plus accentués pendant la visite, alors que le malade est entouré et interrogé par les personnes du service.

Son excitation devient plus grande, il ne reste pas une minute en place, et tantôt il s'assied d'un bond sur son lit avec des mouvements de tête, des grincements de la face qui semblent vouloir happer l'air, tantôt se recouche en ramenant vivement les draps jusque sur son menton pour éviter, dit-il, le vent qui souffle de tous côtés. Thil semble haletant, sa parole est entrecoupée et la respiration se fait par quatre ou cinq inspirations se succédant brusquement. A ces convulsions respiratoires, succèdent une respiration normale et un calme relatif que fait cesser la vue d'un miroir ; à ce moment, frisson général, spasme de la gorge et respiration haletante. Les pupilles sont également dilatées ; la sensibilité à la douleur est retardée et un peu émoussée.

L'agitation devient extrême, à plusieurs reprises ; dans la brusquerie de ses mouvements, le malade manque de se jeter en bas du lit : on met la camisole de force, et cela avec beaucoup de peine, car Thil, bien musclé, se défend vigoureusement sans chercher à mordre. Sputation mousseuse très-abondante.—*Traitement* : 1° Chloral, 6 gram. en lavement; 2° chlorhydrate de morphine, deux centigr. en injection sous-cutanée.

Après quelques instants de calme, Thil se roidit contre les liens qui l'étreignent et fait de grands efforts pour dégager ses membres; rapidement, l'excitation cesse et la face exprime une sorte de béatitude et de jouissance en même temps que le malade prononce des paroles érotiques.

Pas d'érection. Bientôt la sputation cesse. Th... est immobile, dans le décubitus dorsal ; la face et les lèvres deviennent violacées; de chaque commissure coule en grande quantité de la salive blanche et mousseuse. L'insensibilité est presque absolue. Les battements du cœur sont sourds, précipités. La salive, examinée au microscope et comparée à la nôtre, n'offre aucune particularité.

La température axillaire monte à 42°, 8 et reste à ce maximum jusqu'au moment de la mort qui survient à midi, après un séjour à l'hôpital de 24 heures, après une incubation de deux mois et une invasion de moins de deux jours.

Les renseignements fournis par le patron et les parents de Thil nous ont appris qu'il avait une petite chienne. Il y a plus de trois mois, pendant une promenade, cette chienne fut couverte par un chien errant que Thil emmena ,chez lui et qui, à partir de ce jour, vécut dans sa chambre.

Peu de temps après, ce chien devint méchant et mordit la chienne : Th... lui infligea une verte correction et fut mordu lui-même à la main. Le chien quitta alors la maison sans qu'on sût jamais ce qu'il était devenu. Th... ne prit pas garde à sa morsure qu'il cautérisa avec de l'eau-de-vie et à laquelle il ne paraît plus avoir jamais songé.

Dans la soirée du jour qui précéda sa venue à Beaujon, Th... ne put dormir, il se promena toute la nuit ne pouvant trouver ni repos ni soulagement à son malaise général.

Quelques heures après son admission à Beaujon, Th...
écrit à son patron qu'il ne se sent pas bien malade et que,
pourtant, il est un peu inquiet par ce fait qu'en même temps
que lui se présentaient à la consultation plusieurs personnes
très-malades qu'on n'a pas reçues, tandis que lui on l'a retenu.
Th... termine sa lettre en recommandant à son patron d'avoir
grand soin de sa chienne et de ses petits ; ces animaux ont dû
être envoyés en observation à Alfort.

AUTOPSIE. — 24 heures après la mort. Rigidité cadavérique considérable.
Le cadavre, fortement musclé, présente, dans ses parties déclives, une
teinte violacée. En aucun point, on ne trouve trace de plaie ou de trauma-
tisme récent; on voit sur la face postérieure de la phalange de l'annulaire
gauche une cicatrice blanche, linéaire de 0^m 01 de long, et sur la face postérieure de la phalange de l'index droit deux cicatrices linéaires parallèles à
l'axe du doigt, distantes l'une de l'autre de quelques millimètres. Ces cica-
trces nacrées, fermes, sont anciennes; la peau voisine ne présente absolument rien à noter.

Encéphale : Turgescence des vaisseaux de la pie-mère sur la convexité
des hémisphères. Le sang qui s'écoule des sinus est noir et abondant. A
l'œil nu, rien du côté du bulbe ni de la moelle.

Thorax. Cœur, petit, ferme, ne renfermant pas de caillots. Les parois ventriculaires sont mouillées par un sang légèrement poisseux, manifestement
moins noir que celui des sinus ou de la veine cave, et dont la teinte peut-
être comparée à celle de la cire rouge dissoute dans l'alcool. — *Poumons* :
Emphysème des sommets et du bord antérieur. — Sur la *plèvre* viscérale
des lobes supérieurs, petites ecchymoses irrégulièrement disséminées.

Dans les lobes inférieurs, plusieurs gros noyaux d'infiltration sanguine,
noyaux d'un noir foncé. — La *muqueuse des grosses bronches* et de la *trachée* a une teinte rouge vif; elle est couverte de mucosités sanguinolentes.
La muqueuse laryngée est fortement injectée.

La *muqueuse buccale* ne présente ni vésicule, ni érosion ; la langue est
grosse, ses papilles sont volumineuses.

Abdomen. — *Foie*, volumineux, congestionné. *Rate* normale de volume
et d'aspect. *Estomac*, vide ; injection de la muqueuse du grand· cul-de-sac.
Les *reins* congestionnés, se décortiquant dans toute leur étendue, sont par-
faitement sains. — L'*intestin* n'a pas été examiné.

OBSERVATION II. — *Rage* ; — *Incubation de 39 jours* ; — *Invasion des symptômes* ; — *Malaise général, agitation maniaque* ;
dysphagie; hydrophobie ; — *Troubles de la sensibilité* ; —
Urines ; — *Pouls* ; — *Elévation considérable de la température* ; — *Mort* ; — *Autopsie*.

Le 24 juin 1873 est amené à la consultation du Bureau Central, Schaumacher, 25 ans, mécanicien, (rue Oberkampf) en
proie, depuis la veille, à un malaise général avec agitation, in-
quiétudes, étouffements et impossibilité presque absolue d'a-
valer. M. Th. Anger, frappé de la singulière physionomie
du malade (œil hagard, pupilles très-dilatées) fait apporter
un verre d'eau : à cette vue, le malade frissonne, sa figure se

contracte, un spasme de la gorge survient, la déglutition est impossible et les efforts ne semblent aboutir qu'à l'expuition de crachats blancs, mousseux. M. Dujardin-Baumetz confirme le diagnostic-rage-porté par M. Anger.

Schaumacher est apporté, sur un brancard, à Beaujon ; le transport se fait sans incident ; mais, dès son entrée à l'hôpital (4 h.), le malade est en proie à une excitation très-grande. La physionomie est inquiète, les traits sont d'une mobilité excessive, les yeux grand ouverts, les pupilles dilatées ; le malade ne peut rester en place, il semble avoir hâte de quitter sa belle-sœur qu'il renvoie à plusieurs reprises pour qu'elle ne le voie pas mourir !

La parole est brève, rapide et fréquemment coupée par une sputation mousseuse. Le malade semble haletant, il étouffe, il demande à boire, il veut qu'on ne le laisse pas longtemps souffrir.

Sch... se déshabille avec assez de calme, se jette sur son lit (1) (service de M. Lecorché suppléant M. Axenfeld), repose quelques instants dans le décubitus dorsal, puis se met brusquement sur son séant en demandant de l'eau à grands cris, « n'ayez pas peur de m'en donner, ajoute-t-il, je n'en boirai pas trop puisque je ne puis avaler. »

Des morceaux de glace sont mis dans la main du malade, qui, après une certaine hésitation, les met dans la bouche sans qu'il en résulte ni spasme, ni sputation.

On apporte un verre d'eau que Sch... saisit brusquement et porte à ses lèvres ; la face devient grimaçante, la tête est rejetée en arrière, expuition de crachats mousseux ; le malade approche, à deux reprises, le verre de ses lèvres, boit un peu crache aussitôt et frissonne de la tête aux pieds puis se laisse lourdement tomber sur son lit ; la respiration est haletante ; spasme du pharynx, petites convulsions cloniques parcourant tous les membres et ne durant qu'une seconde.

Le malade redevient calme. La peau est fraîche ; le pouls régulier, plein, oscille entre 80 et 92. — L'auscultation du poumon et du cœur ne révèle rien. — La sensibilité à la douleur paraît manifestement retardée.

L'examen de la gorge et de la bouche, fait à plusieurs reprises, ne révèle rien. Sur le corps, pas trace de plaie ni d'ulcération. — Les *urines*, de coloration normale, ne renferment ni sucre ni albumine.

Bientôt, l'agitation recommence, le malade demande qu'on ne

---

(1) Les deux malheureux qui, à 8 jours d'intervalle, viennent mourir de la rage dans le même service, sont, croyons-nous, les victimes du même animal. Très-probablement, le chien de Thil aura mordu celui de Schaumacher; le voisinage des deux demeures et la durée d'incubation autorisent et commandent même notre manière de voir.

le laisse pas mourir; à chaque instant, la parole est coupée par un spasme de la gorge et par la sputation qui devient plus fréquente et plus abondante. Sch... se roule sur son lit, prononce des paroles dont on ne peut saisir le sens, semble en proie à des hallucinations de la vue, et, par deux fois, dans ses mouvements désordonnés, tombe de son lit.

On met la camisole avec les plus grandes difficultés ; Sch... ne veut pas qu'on l'attache ; grand et très-vigoureux, il lutte avec une force extraordinaire pour empêcher, dit-il, qu'on ne l'étouffe.

Sch... est fortement maintenu, dans le décubitus dorsal, par les épaules, les cuisses et les jambes ; on veille à ce que la camisole de force n'empêche pas la libre dilatation du thorax. Le malade semble épuisé, la figure est baignée de sueurs ; des crachats blancs, mousseux, sont fréquemment rejetés, mais avec moins de force.

Traitement : Quart de lavement avec chloral 6 grammes ; — injection sous-cutanée de 0 gr. 03 de chlorhydrate de morphine.

La sensibilité à la douleur est notablement diminuée — Pouls à 100. La respiration devient rapide, bruyante. Ecoulement abondant de salive par chaque commissure (1).

Les membres sont en résolution, les conjonctives sont à peine sensibles ; le malade asphyxie.

4 heures 30 T. R. 42°,0 | 4 heures 45 T. R. 43°,0
5 — 00 T. R. 43°,0 | 5 — 00 T. R. 43°,0

Mort une heure après l'entrée à l'hôpital, après 30 jours d'incubation et deux jours d'invasion.

5 h. 30, le cadavre se trouvant dans la même situation qu'au moment de la mort, T. R. 43°, 2. 6 heures. T. R. 43° 7 heures : T. R. prise à l'amphithéâtre, 42°, 4 ; la rigidité cadavérique est déjà considérable.

Les renseignements fournis par la belle-sœur du malade nous apprennent qu'il vivait avec deux chiens. Il y a un mois l'un de ces chiens devint méchant, hargneux et semblait toujours vouloir mordre. Sch... résolut de le pendre, et, ce faisant, fut mordu à la main ; il ne fit aucune attention à cette morsure à laquelle personne n'avait attaché d'importance.

Il y a huit jours à peine, Sch... fut mordu par son autre chien qu'il battait. Sch... n'était malade que depuis la veille ; le 23, dans la journée, il se plaignit d'un malaise général qu'il ne pouvait expliquer mais qui semblait l'inquiéter plus que de raison. Il ne dormit pas, ne put rien prendre et se décida à venir au Bureau Central.

---

(1) La salive recueillie au moment où commençait l'asphyxie est examinée comparativement à la nôtre ; aucune différence appréciable.

Autopsie 24 heures après la mort. — Le cadavre est celui d'un homme robuste et bien musclé ; rigidité considérable, sugillations violacées des parties déclives. — Au niveau de la partie moyenne de la face interne du tibia droit, la peau présente une cicatrice circulaire du volume d'une pièce de cinquante centimes, cicatrice nacrée ; la peau circonvoisine ne présente rien à noter. Un peu au-dessus du poignet, sur la face postérieure, et sur la face dorsale de la main droite, au niveau de l'articulation métacarpo-phalangienne de l'index, se voient deux cicatrices allongées, légèrement saillantes, tranchant par leur aspect mat sur la coloration violacée diffuse des téguments. Sur le bord interne de l'auriculaire droit écorchure récente et légère.

Encéphale. Injection des vaisseaux de la pie-mère, injection très-forte surtout à toute la convexité des deux hémisphères. Les sinus donnent une grande quantité de sang très-noir. — Ventricules vides. — Rien à noter à l'œil nu du côté de la *moelle* ou du *bulbe.*

Thorax. — Petites *ecchymoses sous-pleurales* ; dans les lobes inférieurs gros noyaux d'infiltration sanguine ; des fragments de poumons pris dans ces points surnagent. — La *muqueuse des bronches* et de la *trachée,* d'un rouge vif, est recouverte de mucosités peu épaisses spumeuses et rosées.

Même aspect de la muqueuse laryngée.

Cœur. Pointillé ecchymotique sur le péricarde viscéral au niveau du sillon auriculo-ventriculaire postérieur. Les cavités ne renferment aucun caillot.

L'*endocarde* est d'un rouge assez vif, le sang qu'on recueille à sa surface en raclant les parois ventriculaires est très-fluide, poisseux, en même temps qu'il y a une teinte légèrement groseille, manifestement moins noire que celle du sang provenant des autres viscères.

La *muqueuse de la bouche,* examinée avec grand soin, ne montre ni érosion ni élevure ; la langue est grosse, les follicules de la base volumineux. L'*estomac* contient deux verres d'une bouillie noire ; la muqueuse est violacée et finement injectée dans toute la portion qui correspond au grand cul-de-sac. — Le *foie,* la *rate* et les *reins,* congestionnés, ont leur volume et leur consistance ordinaires, l'aspect sain. L'examen du rein, fait à l'état frais, montre les cellules des tubuli non graisseuses, leur noyau apparait assez nettement au milieu d'un contenu très-finement granuleux.

M. Lecorché remet, le 25 juin, à M. Davaine : 1° de la salive recueillie au moment de l'asphyxie, 2° du sang provenant du cœur et des sinus crâniens. — L'examen microscopique n'aurait donné à M. Davaine que des résultats négatifs.

Observation III. — *Rage : début des accidents 40 jours après la morsure. — Inquiétude ; malaise général. — Agitation. — Bave. — Hallucinations de la vue. — Spasme laryngé. — Température. — Mort trois jours après l'invasion. — Autopsie.*

La fille Devos Sophie, 31 ans, chiffonnière, est admise à Beaujon le 7 juillet 1873, cinq heures du soir, (service de M. Matice, supp'éé par M. Dujardin-Beaumetz) sur une réquisition du Commissaire de police de Levallois, le médecin de la commune ayant déclaré la malade atteinte de fièvre rabique. Au dire des voisins qui amènent Devos à l'hôpital, cette fille aurait été mordue, il y a 40 jours, au poignet droit, par son chien âgé de cinq mois. D'après la chiffonnière, le chien n'aurait jamais été mordu ; toujours est-il, qu'il est mort subitement dans des convulsions.

Depuis trois jours, D... est souffrante, elle est inquiète, se plaint de mal à la gorge, à l'estomac et à la tête ; elle peut à peine boire ou manger, ne peut rester en place et a passé toute la nuit dernière à errer autour de sa maison. La malade est calme mais a l'air inquiet ; le regard est triste, étonné. La parole est rapide, brève, les réponses sont nettes.

D... demande qu'on la soulage, elle souffre martyre depuis rois jours, elle ne peut goûter ni repos ni sommeil, et pourtant elle tombe de fatigue ; elle ne peut avaler et pourtant elle a faim ; elle a grand soif. La malade se couche, et, tout en se déshabillant, manifeste une certaine inquiétude; constamment, elle regarde autour d'elle avec méfiance et répète qu'elle n'est pas malade, mais seulement souffrante pour avoir enduré trop de privations. La parole est entrecoupée ; par moment la respiration semble suspendue.

Avec une très-grande animation, la malade nous raconte que, sans le siége qui l'a beaucoup fait pâtir, elle ne serait pas malade aujourd'hui, car ils sont faux les bruits qui courent sur elle. N'a-t-on pas dit qu'elle avait été mordue par un chien enragé ? Ce ne sont là, ajoute-t-elle, que calomnies! Il faut, pour achever cette phrase, que la malade s'y reprenne en plusieurs fois ; la parole est interrompue par un spasme pendant lequel la poitrine semble soulevée en inspiration forcée ; la bouche entr'ouverte, les commissures labiales tirées en bas et en dehors, donnent à la physionomie un air de terreur et de profonde angoisse. D... n'accuse d'autre souffrance qu'un malaise général avec douleurs entre les deux seins et au cou où elle porte constamment la main.

La malade est toujours en mouvement sans pouvoir trouver un décubitus convenable; elle se tourne et retourne comme pour échapper aux regards, il semble qu'elle voudrait que nous ne vissions pas la maladie dont elle sait la cause, dont elle présage toute la gravité. Sauf cette agitation incessante, cette inquiétude et une respiration saccadée, rien de particulier à noter.

Le pouls, régulier, est à 80. La température, à la main, paraît normale; température rectale 39°. — Rien à l'auscultation des poumons et du cœur. — Rien à noter du côté des membres, si ce n'est, à la partie moyenne de la face antérieure de l'avant-bras droit, une cicatrice brune, circulaire qui a l'air assez récente. L'examen, même rapide, de cette tache semble être très-pénible pour la malade.

Aucune anesthésie, ni hyperesthésie de la peau. Questionnée à maintes reprises, D... dit ne souffrir dans aucun des membres. Les pupilles sont égales et fort dilatées. D... ne crache pas, mais, à chaque instant, s'essuie avec la main les lèvres mouillées par de la salive mousseuse.

La malade prend de la glace et l'avale sans difficulté, elle mange du pain avec plaisir. De l'eau présentée dans un verre fait grimacer D... qui ne veut même pas essayer de boire ; la vue du verre détermine un spasme de la gorge, un frissonnement général en même temps qu'une véritable suffocation en tout semblable à celle qui nous prend quand nous sommes *saisis* par une douche.

Rapidement, la malade se calme et avale sans difficulté du bouillon, puis, après quelques hésitations, boit du vin. D... semble tranquillisée par cette épreuve ; bientôt l'inquiétude et l'agitation recommencent avec respiration difficile, spasmes et douleurs aux régions cervicale et précordiale. Lavement avec chloral 6 gram, eau 120 gram.

Malgré la soif et l'appétit accusés par la malade, les solides et les liquides, quels qu'ils soient, sont refusés. D... semble autant redouter la difficulté et la douleur de la déglutition qu'elle semble suspecter les aliments qui lui sont présentés ; à plusieurs reprises, elle laisse entendre qu'on veut tenter des expériences sur elle et qu'on cherche à la faire mourir.

Très-fréquemment, la malade s'essuie et les narines qui laissent couler un mucus blanc, aéré, abondant et les lèvres qui se couvrent de salive mousseuse. P. 80 ; T. R. 39°,2.

La nuit se passe avec des alternatives de calme et d'agitation ; constamment la malade se couvre et se découvre dans son lit se plaignant de frissonner ou d'avoir trop chaud. Le bruit, les allées et venues, la lumière, les objets brillants semblent impressionner désagréablement D..., l'agiter et provoquer des spasmes respiratoires en même temps qu'un frissonnement général.

Urines abondantes ; les acides nitrique et picrique, pas plus que la chaleur, ne donnent d'albumine ; la liqueur de Bareswill donne un léger précipité brun. Salivation abondante sans sputation. — La nuit se passe sans autres incidents.

Le 8 au matin, même état avec plus d'anxiété, plus d'agitation : le fait seul de proposer à la malade de boire détermine des spasmes qui vont jusqu'à l'apnée. — Les urines de nouveau essayées, aussitôt leur émission, par la liqueur de Bareswill donnent un précipité brun.

Au moment de la visite, l'inquiétude et l'agitation deviennent plus intenses. D... répond sainement aux questions qui lui sont faites ; à chaque instant, elle est prise d'un spasme avec frissonnement pendant lequel la poitrine est soulevée en inspiration forcée.

La malade fixe avec obstination quelques-unes des personnes du service qu'elle croit reconnaître et prononce des paroles dont on ne peut saisir le sens ; il y a des hallucinations de la vue. — Injection sous-cutanée de morphine de 0 gr. 05.

A onze heures, après des alternatives d'excitation et de

calme relatif, D... est prise d'un spasme avec frisson général puis, tombe morte sur son oreiller, après 18 heures de séjour à l'hôpital, 3 jours d'invasion et probablement 40 jours d'incubation.

Autopsie, le 9 juillet, 24 heures après la mort, par un temps très-chaud· — Presque plus de rigidité cadavérique. — Sugillations brunes des parties déclives. – Sur les téguments examinés avec soin, on ne trouve d'autre cicatrice que celle de la partie moyenne de l'avant-bras droit; la peau qui l'environne ne présente rien à noter. Rien à l'œil nu dans la *moelle*, le *bulbe* ou l'*encéphale*; il y a peu de congestion de la pie-mère et des sinus.

Thorax. — *Poumons* absolument sains; congestion peu intense de la partie la plus déclive des lobes inférieurs ; pas de noyaux apoplectiques ni de suffusion sous-pleuréale. *Bronches* et *trachée* à peine rosées. *Cœur* : caillots cruoriques et diffluents dans les cavités auriculo-ventriculaires.

Sur la *muqueuse sublinguale* absolument rien. — *Estomac* : muqueuse du grand cul-de-sac brunâtre. — *Utérus*, vierge. — *Ovaire* gauche ; corps jaune du volume d'un gros poids.

Reins : volume normal. Décortication complète et facile, consistance ferme. Les cellules des tubuli ont leur volume ordinaire et ne sont pas graisseuses; le noyau apparaît assez nettement avec l'acide acétique. — Rien à noter dans les autres viscères.

« Dans un grand nombre de circonstances, dit M. Bouley (1)
» le plus grand nombre peut-être, les accidents rabiques, qui
» viennent trop souvent jeter dans la Société les plus profonds
» désespoirs, procèdent surtout de ce que les possesseurs de
» chiens dans l'*inscience* où ils se trouvent, faute d'avoir été
» suffisamment éclairés, ne savent pas se rendre compte des
» premiers phénomènes par lesquels se traduit l'état rabique
» du chien, état presque toujours inoffensif au début; profiter
» des avertissements que leur donnent, par des signes non-
» douteux et facilement intelligibles, leurs malheureux
» animaux, et prendre enfin à temps les mesures à l'aide des-
» quelles il leur serait possible de prévenir des désastres mena-
» çants. *L'Inscience*, voilà la cause du mal, voilà ce à quoi il
» faut remédier. »

L'Inscience voilà la cause de la mort de nos trois malades atteints de la rage dans les conditions les plus tristes puisqu'ils ont été mordus chez eux, par leurs propres chiens. Nul doute que si ces malheureux eussent connu *ce que tout possesseur de chien devrait connaître*, les signes de la rage canine, nul doute qu'ils ne fussent pas restés sans crainte et sans défiance en face de l'allure *nouvelle* de leurs animaux et qu'ils se fussent autrement inquiétés de voir leurs chiens devenir méchants, har-

____

(1) H. Bouley. — *Rapport sur la rage.* (*Bulletin de l'Académie de Méd.*, 1865.)

gneux (observ. 1, 2) ou malade (observ. 3) —Nul doute non plus
qu'ils n'eussent eu recours à la cautérisation si on leur eût jamais enseigné qu'elle seule peut empêcher les effets de l'inocu-
lation virulente.

Dans ces trois cas, la maladie a suivi sa marche ordinaire et
fatale. Notons, qu'à aucun moment,les membres mordus n'ont
été le siége d'aucun phénomène objectif ou subjectif, rougeur,
tuméfaction, cuisson ou douleur.

Pas une seule fois, nos rabiques n'ont cherché à mordre : si
nous relevons ce fait, ce n'est pas qu'il ne soit très-ordinaire
comme le démontre la lecture de la plupart des observations,
c'est qu'il n'est pas généralement admis. Non-seulement, on
s'imagine communément que les malades mordent, mais, on
est persuadé que leur morsure donnerait la rage. A cette
croyance, les hydrophobes doivent d'inspirer, aujourd'hui encore, plus de frayeur que de pitié. Il est utile, à plus d'un titre
de combattre ces frayeurs qui entretiennent dans le public ce
bruit absurde que tout enragé est, dès son entrée à l'hôpital,
étouffé entre deux matelas !

Dans l'intérêt des malades,dans l'intérêt même des personnes
qui, à un titre quelconque, appartiennent aux services hospi-
taliers, on doit dire et répéter hautement que les enragés ne
sont ni plus ni moins dangereux que les autres malades agités
ou hallucinés, et que, viendraient-ils, par exception, à mordre,
aucun fait probant n'autorise à admettre que la rage se commu-
nique de l'homme à l'homme.

Parmi les symptômes observés, un seul, la température
prise avant et pendant l'asphyxie, doit nous arrêter un instant
la température n'est pas descendue une seule fois au-dessous
de 38° et, par le fait de l'asphyxie, elle a dépassé 43°. Nous notons ces chiffres parce qu'ils nous empêcheraient (1), à défaut
d'autres raisons, d'accepter, pour l'homme au moins, le rap-
prochement qu'on voudrait établir, chez le chien, entre la
rage et l'*urémie*.

Rudenew (2) vient de décrire dans la rage canine une in-

---

(1) Bourneville. — *Etudes cliniques et thermométriques sur les maladies
du système nerveux.* Voici les conclusions de l'auteur : 1° *L'urémie, quelle
que soit sa forme, donne lieu à un abaissement progressif et considérable de
la température centrale (50 et au-dessous) ; — 2° Cet abaissement s'accuse de
plus en plus à mesure que la maladie approche d'une terminaison fatale.*

(2) *New-York medical Journal,* octobre 1871, analyse in *Lyon Médical,*
T. IX, 1872.

flammation parenchymateuse rénale caractérisée par une altération de l'épithélium des tubulis, altération qui aboutirait à
la disparition de cet épithélium et à la réplétion des tubes uri-
nifères par des masses granulo-graisseuses. Se fondant sur la
grande ressemblance qu'ont ces lésions avec celles de l'urémie
l'auteur incline à penser que les accidents rabiques sont de
nature urémique.

Conclure d'une néphrite parenchymateuse à l'urémie pourra
paraître hasardé ; n'observe-t-on pas, chez l'homme au moins,
dans certaines périodes des maladies graves, fièvre typhoïde,
diphthérie, rougeole, etc., etc., un degré plus ou moins intense
de néphrite catarrhale sans que des accidents urémiques s'en-
suivent. Cette assimilation des accidents rabiques aux accidents
urémiques, n'est pas, du reste, une nouveauté, on la trouve
dans le mémoire (1) de Schivardi, secrétaire de la commission
de la rage, instituée près l'hôpital de Milan.

L'opinion de Schivardi s'appuie sur une seule observation,
celle d'une enfant chez laquelle, après une électrisation de 5S
heures, on vit « l'ensemble des symptômes de l'hydrophobie
s'accroître, pour la première fois, d'un symptôme nouveau :
» odeur ammoniacale répandue dans la chambre — coma —
» frissons alternant avec des sueurs chaudes. »

Pour l'auteur, l'hydrophobie est une intoxication qui abou-
tit à une toxémie, laquelle, dans sa première phase, donne des
phénomènes nerveux et, dans sa seconde phase (celle-ci ne
se montre que si les premiers accidents sont vaincus par l'é-
lectricité) des phénomènes comateux dus à ce que l'urée du
sang est convertie en carbonate d'ammoniaque par le virus
rabique qui n'est autre chose qu'un ferment. Celui-ci vient se
déposer, avec la salive, dans les tissus pour y rester jusqu'à ce
qu'il ait trouvé les matériaux nécessaires pour se développer
et multiplier, et puis, il jette dans le sang toute sa hideuse
famille ! Celle-ci doit avoir une spéciale prédilection pour l'urée
du sang ou pour toute autre substance qui, en se décompo-
sant, puisse donner de l'ammoniaque.

Cette théorie si dramatique, si séduisante par sa simplicité,
s'appuie sur une seule observation ; encore, celle-ci renferme-
t-elle des lacunes. Nous manquons de renseignements sur la
température, sur la présence ou l'absence de l'albumine dans
l'urine, sur l'état des reins, etc. Les accidents urémiques ne

---

(1) *Bulletin de la Société de médecine de Besançon*, 2ᵉ série 1867, p. 20.

sont pas cliniquement prouvés d'une façon telle qu'on ne puisse
soulever quelques points de doute.

Nous ne voyons, pour notre part, rien qui autorise, quant à
présent, l'opinion de Schivardi, car, ni la température, ni l'exa*
men des urines, ni l'état des reins, sans compter la marche et
l'allure de la maladie, ne permettent de penser que les acci_
dents rabiques, chez l'homme, relèvent de l'anatomie et de la
physiologie pathologique de l'urémie.

Au surplus, l'observation du médecin italien n'est pas la
seule où la sédation plus ou moins notable des phénomènes
nerveux ait été obtenue, et cependant, *les accidents de la nouvelle phase*, les accidents dits urémiques, ne se sont pas mon-
trés. C'est ainsi qu'un malade(1), chez lequel M. Oré injecta dans
les veines 800 grammes d'eau, mourut seulement trois jours
après, au milieu d'un calme parfait. C'est ainsi encore que
M P. Arnaud (2) trouva une action sédative très-marquée
dans le chloral injecté en trois fois par le rectum : la mort
n'eut lieu que le troisième jour.

Ces dernières tentatives thérapeutiques qui semblent avoir
apporté un véritable soulagement méritent d'être poursuivies
aujourd'hui encore, nous en sommes réduits à soulager les
derniers instants des malades et à demander à la prophylaxie le
traitement de la rage. Plus que jamais, il faut vulgariser et les
caractères de la rage canine et la nécessité de recourir à la
cautérisation..... sous peine de mort.

« Il est impérieusement commandé à l'administration, dit
« M. Vernois (3), d'éclairer le public sur les dangers attachés
» aux substances ou aux animaux dont chaque citoyen peut
« être détenteur. On dit à tous ceux qui, par état ou par bon
« vouloir, ont de la poudre : prenez garde à l'incendie, à l'ex-
« plosion, mettez votre poudre à l'abri du feu, vous pourriez
« être tué vous et vos voisins. »

Pourquoi, les avertissements que l'administration donne,
dans l'intérêt de tous, à ceux qui détiennent ou manient la
poudre et le pétrole, pourquoi, ces avertissements ne les pro-
digue-t-on pas à ceux qui possèdent des chiens ?

Des tentatives, nous le savons, ont été faites pour vulgariser les caractères de la rage et les moyens efficaces d'annuler
son action : malgré ces tentatives, il s'en faut que le public

---

(1) Dr Lande. — *Bordeaux médical*, 1872, *p*. 73.
(2) *Lyon médical*, 1872, *T. XI, p. 182.*
(3) *Annales d'hygiène publique*, 1865, *T. XIX, p. 58.*

soit averti et nous assisterons plus d'une fois encore au triste
spectacle que nous ont donné nos trois malades. Nous rever-
rons plus d'un malheureux abriter sous son toit un chien inquiet, triste, agité, hargneux, à la voix rauque, sans que ces
changements dans le caractère et les allures de l'animal, éveil-
lent la moindre défiance chez le maître... *non prévenu.*

Ces terribles dangers auxquels, tous, plus ou moins, nous
sommes exposés, seront conjurés le jour seulement où les
caractères de la rage se répandront dans le public, le jour où la
connaissance de ces caractères (pour, employer un mot aussi
familier qu'expressif) *courra les rues.*

Pour obtenir cette vulgarisation, pourquoi, comme le demande la Société de Médecine et de chirurgie de Bordeaux (1),
une instruction précise ne serait-elle pas insérée, plusieurs
fois l'an, dans les journaux départementaux, une fois par mois,
dans le *Moniteur des Communes* ?

Nous croyons que le jour où la presse voudra entreprendre
une campagne en règle contre la rage, nous croyons que la
rage sera vaincue, surtout si le gouvernement s'impose l'obli-
gation d'imprimer une instruction précise au verso du récé-
pissé de l'impôt sur les chiens et au verso du permis de chasse.

La réalisation de cette idée aussi simple que pratique est
recommandée pour l'Angleterre, où la rage devenait plus fréquente, par Fleming, qui place la vulgarisation des symptômes en première ligne des moyens préservatifs (2).

Tous les auteurs qui ont le mieux étudié la question met-
tent leur confiance dans cette vulgarisation qu'ils jugent bien
autrement efficace que tous les moyens et règlements de police
essayés jusqu'à ce jour, bien autrement efficace, par exemple,
que la muselière dont l'innocuité est discutée, dont l'efficacité
surtout est atténuée par ce fait que jamais la muselière n'est
portée dans les maisons où germe, si elle ne nait pas, et se
développe le plus souvent la rage.

Nous pensons qu'il n'y a pas grand' chose à attendre non
plus de ce moyen plus radical que pratique d'un vétérinaire
de l'armée italienne (3) qui, partisan convaincu de l'opinion

---

(1) Conclusions du rapport de la commission de la rage. — (*Bordeaux
médical, mai 1872, p. 98.*)

(2) Fleming. — *Rabies and hydrophobia,* ouvrage présenté, avec analyse,
à l'*Académie de Sciences, 14 octobre 1872,* par H. Bouley.

(3) *La rabbia canina vinta nella propria causa. Etiologia e profilassi.*
Bertacchi. Torino 1872.

ancienne qui voit dans la rage le résultat « des appétits génitaux excités et non satisfaits » propose d'interdire la possession des chiennes.

Nous croyons d'abord que soustraire les chiens au voisinage des chiennes ne supprimera pas le rut : nous croyons que cette mesure ira même à l'encontre de son but, et nous appuierons notre dire sur cet argument emprunté à l'auteur lui-même, que la rage semble moins fréquente dans les pays où subsiste la proportion naturelle des sexes. Aussi, n'est-ce pas sans étonnement, qu'on voit l'auteur, après avoir admis que la rage est moins commune, inconnue peut-être, en tout pays où les sexes sont en proportion équivalente, demander une mesure de police qui supprime, en fait, tout une moitié de la gent canine !

M. Leblanc (1) rappelant, qu'en France, la rage est quatre fois et demie plus fréquente chez le chien que chez la chienne, (chez nos trois malades, la rage a été donnée par des chiens), propose d'imposer le chien d'une somme double de la chienne. C'est là, croyons-nous, pour arriver à diminuer le nombre des chiens, un moyen bien plus pratique que la mesure demandée par Bertacchi.

Pour M. Leblanc encore, la vulgarisation des symptômes de la rage est un des meilleurs moyens à employer pour diminuer la rage, aussi, croyons-nous très-utile d'engager nos lecteurs, à lire la conférence faite par M. Bouley (2) sur les caractères distinctifs de la rage du chien, à ses différentes périodes, et des moyens propres à prévenir sa propagation.

Outre que cette description sommaire et précise sera pour les lecteurs un chapitre de pathologie comparée, sa lecture, les mettra à même de se préserver, eux et leur entourage des atteintes de la plus redoutable des maladies virulentes.

---

(1) Documents pour servir à l'histoire de la Rage. (*Académie de Médecine*, séance du 10 juin 1873.)

(2) *La rage, moyen d'en éviter les dangers,* etc. Paris, Asselin, libraire éditeur.

Versailles. — Imp. Cerf et Fils, rue du Plessis, 59.

9 782019 281410